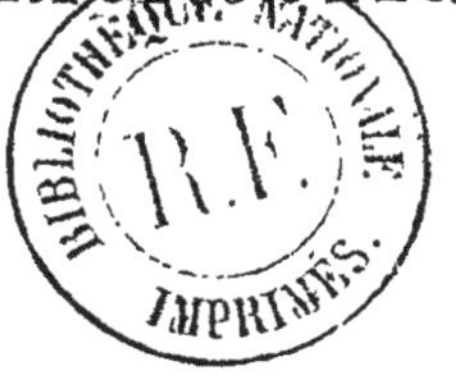



# DIAGNOSTIC DE LA CATARACTE

PAR

Edouard BERTHÉLEMY,

Docteur en médecine de la Faculté de Paris.

PARIS

A. PARENT, IMPRIMEUR DE LA FACULTÉ DE MÉDECINE

31, RUE MONSIEUR-LE-PRINCE, 31

1880

A LA MÉMOIRE DE MON PÈRE


A MA MERE


MEIS ET AMICIS

A MON PRÉSIDENT DE THÈSE

# M. LE DOCTEUR PANAS

Professeur de clinique ophthalmologique à la Faculté de médecine


# A M. LE DOCTEUR FANO

Professeur agrégé à la Faculté de médecine de Paris

# DU DIAGNOSTIC

# DE LA CATARACTE

---

## INTRODUCTION.

J'ai écrit ce que j'ai vu. Je vais donc relater tout d'abord les quelques observations que nous avons pu recueillir nous-même, celles que nous devons à l'obligeance de notre maître dans la science de l'ocuistique, M. le D<sup>r</sup> Fano, et, aidé des travaux de Desmarres, Mackenzie, Follin, Foucher, Sanson, Lietreich, Panas, Fano, etc., etc., nous essaierons de donner les signes objectifs des différentes espèces de cataractes.

Notre président de thèse, M. le docteur Panas, commençait les quelques considérations cliniques qu'il a développées à l'hôpital Lariboisière en 1876, par cette phrase : « Dans l'étude de la cataracte, le diagnostic mérite de tenir la première place, d'autant plus que le pronostic en découle naturellement. » Aussi, avons-nous essayé de donner d'une manière brève et facilement compréhensible les moyens d'arriver au diagnostic certain de la cataracte.

## PREMIÈRE PARTIE.

### OBSERVATIONS CLINIQUES.

OBSERVATION I. — Consultation du D<sup>r</sup> Fano pour une cataracte commençante. — Madame G..., âgée de 31 ans, s'est aperçue, au commencement de l'année 1873, que, lorsqu'elle lisait un journal, les caractères imprimés de la page paraissaient sautiller. Dans le cours du mois de mai, cherchant à se rendre compte de ce phénomène, elle reconnut qu'en masquant l'œil gauche avec la main, elle ne voyait plus aussi distinctement que par le passé avec l'œil droit. En masquant ce dernier, elle reconnut que l'œil gauche avait, au contraire, conservé toute son énergie visuelle. Depuis cette époque, la vision a encore faibli à droite. La patiente n'a cru devoir faire aucun traitement. Il n'y a eu ni rougeur de l'œil, ni douleurs de tête.

Le 27 février 1874, nous constatons par l'examen de la malade, les particularités suivantes :

Tandis que de l'œil *gauche*, elle lit le n° 1 de Jœger, c'est-à-dire les caractères d'imprimerie les plus fins, de l'œil *droit*, elle n'arrive à lire que le n° 9 correspondant à des caractères imprimés 'de grandeur ordinaire.

Si on lui présente de gros caractères imprimés (le no 16) et qu'on recherche jusqu'à quelle distance elle peut les voir de chaque œil, on reconnaît qu'elle les lit avec l'œil gauche dix fois' plus loin qu'avec l'œil droit.

Ainsi il existe une différence notable dans l'acuité de la vision des deux yeux.

L'examen ordinaire des yeux ne dénote aucune altération apparente de la conjonctive, de la cornée, de la chambre antérieure et de la pupille. Les deux pupilles présentent les mêmes dimensions, la même coloration, la même contractilité.

Si, après avoir dilaté la pupille droite par l'instillation de quelques gouttes d'une solution d'atropine, on examine cet œil par l'éclairage latéral à la lampe, c'est-à-dire en faisant tomber sur la pupille un faisceau lumineux provenant de la flamme d'une lampe placée à côté de la malade, faisceau résultant de la convergence des rayons lumineux partis de la flamme et passant à travers une lentille bi-convexe de deux pouces et demi de foyer, lentille présentée elle-même à l'œil, suivant un degré d'inclinaison qui a précisément pour effet de faire tomber le sommet du cône lumineux sur la pupille, on aperçoit le long de toute la circonférence du cristallin une foule de *petits points d'aspect gris blanchâtre* qui, en raisou même de leur situation, ne sont pas apparents quand la pupille a des dimensions plus petites, parce qu'ils sont cachés par l'iris et d'autant plus cachés que la projection de la lumière sur l'œil rétrécit encore la pupille. En poursuivant le même mode d'examen on reconnaît encore, à une certaine profondeur en arrière de la pupille, presque au centre de celle-ci, une opacité grisâtre, mal limitée.

Si on projette avec le miroir ophthalmoscopique, tenu à une distance un peu éloignée, une somme pas trop forte de lumière dans le fond de l'œil droit, on voit se détacher sur la teinte rose du fond de cet œil. une *teinte d'un gris sombre* plus marquée à certaines places qu'à d'autres.

L'examen comparatif des deux yeux avec le miroir et la lentille simultanément, montre que la papille optique droite forme une image moins brillante que la papille optique gauche. Il semble qu'un très léger voile cache la première. Ni l'un ni l'autre des deux disques optiques ne présentent d'ailleurs aucune altération de forme et de couleur.

Quel est le diagnostic de cette affection ? — Ce diagnostic n'offre pas d'incertitude après l'examen de l'œil à l'ophthalmoscope. La constatation de points gris blanchâtres à la périphérie du cristallin, d'une plaque grisâtre à une certaine profondeur de la lentille, indique l'existence d'une cataracte. Celle-ci occupe à la fois les parties les plus périphériques et la partie centrale du cristallin ; c'est-à-dire que l'opacité se développe à la fois sur deux régions de la lentille. La présence de l'opacité rapprochée du centre explique bien la diminution dans l'acuité de la vision, cette opacité jouant, par rapport à la rétine, le rôle d'un écran, mais d'un écran peu épais. Les opacités périphériques, celles qui occupent la circonférence du cr'stallin et qui, dans l'état de dilatation ordinaire de la pupille, sont cachées par l'iris, n'apportent aucune entrave à l'exercice de la vision.

Si l'image ophthalmoscopique de la papille optique droite est moins brillante que celle de la papille optique gauche, c'est que l'opacité cristallinienne centrale droite ne laisse pas arriver dans le fond de l'œil un aussi grand nombre de rayons lumineux que le cristallin demeuré complètement transparent de l'œil gauche; et que, par cela même, l'éclairage de la papille optique droite au moyen du miroir réflecteur, est moins intense que l'éclairage de la papille gauche. (Journal d'oculistique et de chirurgie, par le Dr Fano, tom. I, page 149.)

Obs. II. — Consultation pour une opacité capsulaire persistant après une cataracte traumatique. — La demoiselle C..., âgée de 33 ans, femme de chambre, était occupée le 1er mars 1874 à secouer une robe, lorsqu'elle fût frappée à l'œil droit par l'un des boutons du vêtement. Elle affirme qu'avant cet accident elle voyait très clair de cet œil, qu'immédiatement après, la vue a notablement baissé de ce côté. On a employé pour combattre les effets de la lésion, des pommades et des collyres dont la patiente ne peut indiquer la nature.

Le 1er août, nous constatons l'état suivant : De *l'œil gauche*, qui est sain, la patiente lit le n° 3 de Jœger.

De *l'œil droit*, elle ne distingue que les objets usuels : avec un verre convexe de 2 pouces et demi, placé devant cet œil, elle déchiffre le n° 20 de Jœger. La

cornée est saine ; en l'examinant par l'éclairage latéral à la lampe, on voit, à sa partie inférieure deux
lignes blanchâtres très courtes, réunies par une de
leurs extrémités, divergeant par leur autre extrémité
de façon à former par leur ensemble une forme de V.
L'aspect et la forme de ces lignes indiquent une cicatrice ayant succédé à une blessure de la cornée. La
chambre antérieure est saine et a conservé ses dimensions normales. La pupille est largement dilatée et
contraste par son ampleur avec·la pupille de l'œil
sain. Elle présente en divers points, en bas, en dedans
et en haut, des synéchies postérieures. Elle est tra-
versée à la partie moyenne de haut, en bas par une
membrane d'aspect blanchâtre, couleur de craie, occupant environ le tiers moyen de l'aire de cette ouverture, dans l'état de dilatation où elle se trouve actuel-
lement sous l'influence d'instillations d'atropine. A
la partie supérieure de la membrane se voient quelques fragments de même couleur, adhérent à la
· membrane elle-même et subissant quelques oscilla-
tions quand l'œil se meut.

Avec le miroir ophthalmoscopique seul, on aperçoit le fond rosé de l'œil, interrompu à sa partie
moyenne par une opacité blanche bleuâtre, qui n'est
autre que la membrane dont il a été question tout à
l'heure.

1° De quelle affection la demoiselle C... est-elle
atteinte ? — Il existe une opacité d'un blanc de craie
occupant, dans toute la hauteur, la partie moyenne
de la pupille. Cette opacité adhère en quelques
points seulement au contour de la pupille ; elle est
libre dans tout le reste de son étendue. Ces circon-

stances indiquent une *opacité capsulaire antérieure*. On peut en effet, au premier abord, hésiter entre une opacité capsulaire et fausse membrane pupillaire. Mais les fausses membranes pupillaires ont un aspect d'un blanc *terne*; elles occupent rarement une portion limitée de la pupille et contractent généralement des adhérences avec tout le contenu de cette ouverture; elles ne permettent guère à la pupille de se dilater sous l'influence de l'atropine aussi largement que dans le cas de la patiente, parce qu'elles doublent généralement la face postérieure de l'iris.

2° D'où provient cette opacité capsulaire antérieure ?— L'examen de l'œil démontre que le cristallin est résorbé ; en effet, la patiente arrive à déchiffrer de gros caractères imprimés avec un verre convexe de 2 pouces et demi, condition propre aux aphagues, c'est-à-dire à ceux qui n'ont plus de cristallin. Il existe sur la partie inférieure de la cornée une cicatrice et la malade rapporte avoir été frappée violemment à l'œil, il y a trois mois. Ces dernières circonstances nous permettent d'admettre que sous l'influence de la violence extérieure exercée sur le globe, il s'est formé une cataracte traumatique et que la lentille s'est résorbée spontanément, ainsi qu'il arrive le plus souvent dans les cas de ce genre, une portion ou la totalité de la capsule opacifiée demeurant réfractaire à ce travail.

3° Existe-t-il d'autres altérations de l'œil que l'opacité capsulaire antérieure ?—Cela n'est pas probable. La présence de l'opacité capsulaire est un obstacle matériel à l'examen du fond de l'œil par le procédé de l'image renversée. Mais, à défaut d'examen direct, on peut inférer l'intégrité des membranes profondes de l'œil, de cette circonstance que la patiente déchiffre des caractères imprimés d'une certaine grosseur en se servant d'un verre convexe de 2 pouces et demi. Assurément, s'il existait une lésion de la rétine, la vision n'aurait pas cette acuité relative. (Journal d'oculistique et de chirurgie, par le Dr Fano, t. I, page 220).

Obs. III. — Lorsque dans un œil atteint de cataracte, il se développe une irido-choroïdite et que celle-ci a pour conséquence d'augmenter la sécrétion de l'humeur vitrée, ce qui arrive dans certaines formes de cette affection, le cristallin est repoussé en avant par le corps hyaloïde et arrive au contact de la face postérieure de l'iris sur laquelle il exerce une compression d'autant plus forte que la projection de la lentille est plus prononcée. Cette compression agit à la fois sur les nerfs ciliaires dont les ramifications se répandent en si grand nombre dans le tissu de l'iris, et sur les divisions des artères et des veines ciliaires qui sont si abondantes dans le diaphragme oculaire.

La compression exercée sur les nerfs ciliaires a pour conséquence de produire de vives douleurs qui s'irradient sur tout le pourtour de l'orbite et même dans la moitié correspondante du crâne. La compression exercée sur les artères de l'iris empêche les matériaux nutritifs d'arriver à cette membrane, qui subit une atrophie lente. Les moyens médicaux sont généralement impuissants dans les cas de ce genre. La médication rationnelle est de soustraire l'iris à la compression mécanique par l'extraction du cristallin. Cette opération fait cesser les douleurs et rend même à l'iris ses propriétés de tissu, si la compression n'a pas eu une trop longue durée.

L'observation suivante vient à l'appui des propositions précédentes :

Ch..., âgé de 67 ans, concierge, est envoyé à ma clinique par le D<sup>r</sup> Delarue. Il nous raconte qu'il n'a jamais vu bien clair de l'œil droit. Il y a huit à dix ans, dit-il, que cet œil a commencé à blanchir (ce qui veut dire que c'est à cette époque qu'il s'y est développé une cataracte). Il y a trois ans, Ch... a reçu un coup d'air dans un omnibus ; depuis cette époque, l'œil droit est resté plus ou moins rouge ou larmoyant. Il y a trois mois, recrudescence du mal et douleurs périorbitaires.On lui a appliqué des sangsues et des vésicatoires à la tempe, un séton à la nuque, pratiqué des onctions sur l'orbite avec la pommade belladonée, instillé des collyres de divers genres.

Etat du malade le 18 avril. — L'œil droit est manifestement plus volumineux que l'œil gauche, douloureux à la palpation avec les doigts. Il existe une injection périkératique très prononcée.

La cornée est saine. La chambre antérieure, vue à *l'éclairage latéral*, est occupée par un cristallin de couleur jaune d'ambre clair, avec des ilots d'un blanc de craie sur sa face antérieure. La lentille est tellement projetée en avant que les ilots blanchâtres, dont nous venons de parler, sont en rapport immédiat avec la face postérieure de la cornée et qu'à première vue on croirait que les opacités siègent dans l'épaisseur même de la cornée. L'iris est réduit à un limbe étroit (ce qui explique le passage du cristallin dans la chambre antérieure) et a pris une coloration terne. De l'œil droit, Ch... a perdu tout sentiment de lumière. Il accuse une cuisson et des élancements dans toute la région périorbitaire droite.

Le malade est opéré. L'examen du cristallin présente les particularités suivantes : la lentille, de couleur jaune d'ambre, offre sur sa face antérieure des portions de capsule opacifiées, couleur blanc de craie. Sur la face postérieure, notamment près de la circonférence, se voient quelques petites taches sanguines, comme si des vaisseaux avaient été rompus dans ces points. Le cristallin, une fois dépouillé de la substance corticale glutineuse qui l'entoure, est réduit à un noyau, couleur jaune d'ambre, permettant de distinguer à travers sa masse les caractères d'une feuille imprimée sur laquelle on l'applique. (Journal d'oculistique et de chirurgie, par le D$^r$ Fano, t. I, p. 246).

OBS. IV (personnelle, recueillie à la clinique du D$^r$ Fano). — Les opacités capsulaires antérieures centrales sont le plus souvent congénitales. Lorsqu'elles sont très petites (cataractes polaires) l'art n'a pas à intervenir ; mais, lorsqu'elles sont assez étendues pour masquer une grande partie de la pupille, c'est-à-dire pour ne laisser libre qu'une petite zone périphérique

de celle-ci, l'acuité de la vision est notablement diminuée et il devient rationnel de déplacer la pupille
pour permettre l'accès dans l'œil d'un plus grand
nombre de rayons lumineux (D<sup>r</sup> Fano).

M..., âgé de 13 ans, demeurant boulevard Mont-
parnasse, 52, est présenté à la clinique du D<sup>r</sup> Fano au
commencement de mars. La mère de l'enfant s'est
aperçue, depuis peu de temps, que son fils ne distingue
pas aussi bien de l'œil droit que de l'œil gauche. Effec-
tivement, nous constatons que, tandis que de l'œil
gauche l'enfant lit le n° 2 de Jœger, de l'œil droit il
ne lit que le n° 13. L'inspection de l'œil droit, par
*l'éclairage latéral* à la lampe, démontre l'existence d'une
opacité capsulaire d'environ 2 millimètres et demi de
diamètre. Cette opacité occupe le centre de la face
antérieure du cristallin en se rapprochant un peu plus
de la partie inférieure que de la partie supérieure de
la pupille, c'est-à-dire qu'après dilatation de la pupille
par l'atropine, la portion noire située au-dessous de
la tache est plus large que la portion noire située
au-dessous de la tache blanche. Après cette dilatation
l'enfant lit le n° 9 de Jœger. La vision gagne donc
par l'élargissement de la pupille. Le miroir opthal-
moscopique donne les mêmes résultats que l'éclairage
latéral.

Nous rendons compte des résultats de notre examen
au D<sup>r</sup> Fano qui en confirme l'exactitude et propose
une iridectomie en haut. Huit jours après l'opération,
l'enfant lisait avec l'œil droit le n° 4 de Jager.

Obs. V (personnelle, recueillie à la clinique du D<sup>r</sup> Fano). — L..., âgé de 22 ans, briquetier, se présente à la clinique du D<sup>r</sup> Fano le 20 avril dernier. Il nous donne les renseignements suivants : Au dire de ses parents, plusieurs médecins ont constaté sur lui l'existence de cataractes dans sa première enfance. Ce n'est que depuis dix ans que la vue a commencé à baisser. Toutefois, jusqu'en 1870, L... voyait assez bien pour lire un journal. Ce n'est qu'à partir du 10 avril dernier que la vue a baissé assez notablement pour empêcher le malade de continuer son état de briquetier.

Le 14 mai, L... voit encore assez bien pour se conduire, à la condition de se trouver dans un endroit peu éclairé. Avant l'infiltration d'atropine, et par conséquent dans un état moyen de dilatation des pupilles, il déchiffre, de chaque œil, quelques lettres du n° 19 de Jœger. Après dilatation des pupilles, il lit facilement de chaque œil le n° 17.

*Examen ophthalmoscopique.* — *Œil droit.* — Par l'éclairage latéral on constate qu'il existe, au centre de la capsule antérieure, une opacité blanchâtre du volume d'une très grosse tête d'épingle. De cette opacité partent des rayons grisâtres dirigés en divers sens. L'opacité centrale est entourée d'une zone opaque, d'un blanc bleuâtre, peu saturée, qui occupe toute l'aire de la pupille. A la *périphérie*, existe une zone indemne d'opacité, réduite à 2 millimètres environ de large; en d'autres termes, il existe, à partir du point de réunion de la sclérotique et de la cornée, un anneau cristallinien resté transparent, de 2 millimètres de large. Avec le miroir ophthalmoscopique seul, on constate les mêmes caractères pour la partie opacifiée et la partie restée transparente de la lentille.

*Œil gauche*. — Mêmes particularités que pour l'œil droit, si ce n'est que l'opacité, occupant la capsule antérieure, est plus étendue dans le sens vertical et que le reste de l'opacification de la lentille est plus concrète qu'à droite.

Le D$^r$ Fano constate la justesse de notre examen et propose au malade une large iridectomie pour chaque œil. Quinze jours après, L... guéri lisait le n° 12 de Jœger de l'œil gauche, et le n° 14 de l'œil droit, il reprenait ses travaux de briquetier.

Obs. VI. — Ernest L..., âgé de 14 ans, employé comme cocher chez un coiffeur de Paris, se présente à ma clinique le 15 octobre 1875. Il est atteint d'une cataracte semi molle de l'œil gauche. De cet œil il ne distingue que la lumière des ténèbres. Le seul renseignement qu'il nous donne est qu'il a reçu de la poudre enflammée dans l'œil gauche, il y a environ dix mois. La cornée du même côté présente quelques taches.

Le 19 octobre, la cataracte est broyée par scléroticonyxis. L'opération est simple, sans aucun accident consécutif. Le traitement consiste à couvrir l'œil opéré d'un monocle et à instiller trois fois par jour un collyre à l'atropine. Le jeune opéré vient régulièrement une fois la semaine à ma clinique.

Berthélemy. 2

Pendant plusieurs mois on ne reconnaît aucun travail de résorption apparent du cristallin.

Le 10 février 1876, près de quatre mois après l'opération, l'œil est examiné par l'*éclairage latéral* à la lampe, après dilatation préalable de la pupille. La coloration générale du cristallin est d'un blanc un peu bleuâtre. Certaines parties de la face antérieure de la lentille présentent au contraire une coloration grisâtre, sous forme de lignes dirigées en divers sens. Dans toute la demi-circonférence inféro-interne de la pupille, la périphérie du cristallin est à peu près complètement résorbée. Il reste, par places, quelques débris de substance cristallinienne. Avec le *miroir ophthalmoscopique* on n'entrevoit plus la coloration rosée du fond de l'œil. En plaçant la main au côté gauche de l'œil opéré, Ernest L... compte, à une petite distance, les doigts de la main.

Le 19 février, la résorption a fait de nouveaux progrès à la périphérie de la lentille. Vers la partie inféro-interne de la pupille se voit un fragment de cristallin qui oscille de haut en bas et de bas en haut pendant que l'œil exécute ses mouvements. Avec le *miroir ophthalmoscopique*, on ne distingue pas la coloration rosée du fond de l'œil.... (Journal d'oculistique et de chirurgie, par le Dr Fano, tom. II, page 233.)


Obs. VII (communiquée par le Dr Fabre). — Louise C..., couturière, âgée de 45 ans, se présente à la consultation du Dr Fabre le mois de mai dernier. Elle se plaint que sa vue baisse et dit ne plus pouvoir travailler à sa couture comme par le passé. Des points noirs passent quelquefois devant son œil et donnent, après leur rapide passage, la sensation d'une traînée lumineuse.

*Examen ophthalmoscopique. — Œil droit.* — Nous procédons à l'examen ophthalmoscopique après instillation de quelques gouttes d'atropine dans chaque œil. *L'éclairage latéral* nous montre, à droite, quelques petites stries blanchâtres, allant de la périphérie du cristallin au centre de cette lentille, stries ayant à peu près un millimètre et demi de long, en plus grand nombre du côté externe de la pupille. Le *miroir ophthalmoscopique* nous fait voir sur le fond rosé de l'œil une étoile grisâtre à angles aigus, multiples du côté du petit angle de l'œil.

*Œil gauche.* — *L'éclairage latéral* et le *miroir ophthalmoscopique* font apercevoir les mêmes lésions que du côté droit.

Nous avons affaire à une cataracte molle ou liquide en voie de formation. Quand aux corpuscules noirs, ou mouches volantes, dont le malade se plaint, ils sont dus à un commencement de scléro-choroïdite postérieure que le miroir ophthalmoscopique nous fait découvrir.

Après cet examen, le D$^r$ Fabre conseille à la malade l'usage de lunettes pour empêcher le développement du staphylome postérieur et cessation de tout travail à la lumière.

Obs. VIII (personnelle) — Philippe D..., âgé de 55 ans, au service de ma famille depuis de longues années, nous dit, il y a trois ans, que sa vue n'était plus aussi bonne qu'auparavant, qu'elle commençait à baisser. Il était ébloui au grand jour et la lumière de la bougie lui semblait entourée de rayons nombreux et très grands. D'ailleurs il marchait la tête basse et cherchait l'ombre « où, disait-il, il n'avait plus d'éblouissement et y voyait mieux. »

L'examen de l'œil avec une loupe ne nous fit rien reconnaître..... Nous n'en conclûmes pas moins à une cataracte commençante.

En septembre 1878, familiarisé avec le maniement de l'ophthalmoscope et plus expert en oculistique, nous avons fait une instillation d'atropine dans les yeux de Philippe D.... et nous les avons examinés successivement en les éclairant et latéralement avec la loupe de l'ophthalmoscope et directement avec le miroir ophthalmoscopique. *L'éclairage latéral* nous a fait découvrir dans les deux yeux, mais plus développée à droite qu'à gauche, une opacité centrale du noyau cristallinien. La couleur en était gris blanchâtre et plus marquée vers le centre: elle pouvait mesurer 2 millimètres et demi de diamètre. La circonférence du cristallin était transparente. La chambre antérieure et la chambre postérieure avaient toujours les mêmes dimensions et le cristallin son volume normal. Le *miroir ophthalmoscopique* nous permettait d'apercevoir sur le fond rosé de l'œil une tache grisâtre ne variant presque pas de place avec les mouvements de l'œil.

Ce dernier examen nous a fait conclure à une cataracte dure lenticulaire centrale.

Enfin, il y a un mois, l'examen de Philippe D...,
faisait reconnaître la justesse de notre diagnostic. La
cataracte, en effet, a marché lentement et les symp-
tômes se sont accentués chaque jour davantage : l'o-
pacité centrale, d'un gris blanchâtre plus foncé, a
gagné la circonférence. L'iris est toujours très mobile
et les deux chambres antérieure et postérieure sont
normales. La vision a diminué insensiblement. Le
fond de l'œil, examiné avec le miroir ophthalmoscó-
pique, est d'un rôse pâle sur les bords et donne la
sensation d'un point noir entouré d'une couronne d'un
rose pâle.

Le malade pourra bientôt être opéré.


## SECONDE PARTIE.


A une époque encore bien rapprochée de nous où
l'on se bornait à examiner à l'œil nu la partie malade,
sans même prendre soin de dilater au préalable la pupille, les erreurs de diagnostic étaient communes.

On s'attachait surtout à distinguer les cataractes
commençantes de l'amaurose ; et sous le nom *d'amaurose* on comprenait une foule d'affections différentes
les unes des autres : l'atrophie des nerfs optiques, lés
lésions diverses de la rétine et du corps vitré. Mais,
quand on s'était prononcé entre la cataracte et l'a-
maurose, on se tenait pour satisfait. On avait pour se
guider dans cette appréciation l'examen des signes

rationnels, l'épreuve des images de Purkinje et Sanson, l'expérience des phosphènes popularisée par Serre (d'Uzès.)

Pour distinguer la cataracte de l'amaurose d'après les *signes rationnels*, on se fondait sur la somme de lumière cherchée instinctivement par le patient. Chez l'amaurotique la rétine, frappée d'anesthésie à un degré plus ou moins prononcé, a besoin d'une grande quantité d'excitant, c'est-à-dire de lumière. De là, cette démarche propre aux amaurotiques, qui s'avancent les paupières largement ouvertes, les yeux tournés vers le ciel. Chez le sujet atteint de cataracte, il en est tout autrement. Si l'opacité occupe les couches centrales du cristallin, l'arrivée dans l'œil d'une grande quantité de lumière faisant contracter la pupille, l'opacité placée derrière celle-ci arrête les rayons lumineux et le patient ne voit pas. Si, au contraire, la somme de rayons lumineux arrivant dans l'œil est moindre, la pupille se dilate et les rayons qui pénètrent par la périphérie de la pupille rencontrent une portion du cristallin demeurée transparente, d'où une bonification relative de la vision. *Les sujets atteints de cataracte centrale recherchent donc un jour modéré.* Au lieu de marcher les paupières largement écartées, les yeux tournés vers le ciel, ils s'avancent la tête un peu inclinée vers le sol et se font souvent un abat-jour avec la main placée au-dessus des sourcils.

Cette différence d'allures des amaurotiques et des cataractés est loin d'être la règle. Il y a des amaurotiques privés complètement de la *sensation* de la lumière et qui ne peuvent cependant supporter *l'impression* de celle-ci, au point d'être obligés de se garantir les yeux avec des lunettes à verres fumés. En d'autres termes, *l'anesthésie* de la rétine n'exclut pas la *photophobie*. La lumière, en effet, agit sur la *muqueuse* oculaire et par suite d'une action réflexe il y a hypersécrétion de la glande lacrymale et des follicules de la conjonctivite.

‚ D'un autre côté, si la cataracte, au lieu d'occuper les couches centrales du cristallin, consiste en opacités périphériques, la dilatation de la pupille n'a aucune influence sur l'amélioration de la vision.

— L'épreuve des images de Purkinje et Sanson est loin de fournir, dans la pratique, les résultats promis par la théorie. Pour en comprendre la signification, il faut rappeler le mode de formation des images avec les miroirs concaves et convexes.

Si l'on présente devant un miroir *convexe* la flamme d'une bougie, on aperçoit cette flamme *droite et plus petite en arrière* du miroir; il se forme dans ce cas ce qu'on appelle une image *virtuelle*. Si on présente la flamme à *une certaine distance* d'un miroir *concave*, il faut que la flamme soit placée au delà du centre du miroir, il se forme une image *réelle, renversée, plus petite que la flamme*, située *au devant* du miroir, entre le centre de courbure et le foyer principal.

Voici un moyen très simple de vérifier les deux propositions précédentes : Présentez la flamme d'une bougie au devant d'une lentille biconvexe (une loupe) dont vous avez au préalable bien nettoyé les deux faces celles-ci ont un brillant qui leur font jouer le rôle de miroir. Vous apercevez au devant de la lentille une image enversée de la flamme; cette image est donnée par la face postérieure concave de la lentille (remarquez, en effet, que si cette face postérieure est con-vexe en arrière, elle est concave en avant). — En arrière de la lentille, vous voyez une image droite de la flamme; cette image est donnée par la face antérieure convexe de la lentille.

Pour mieux comprendre l'épreuve des trois images de Purkinje et Sanson, répétez la même expérience, en plaçant entre la flamme de la bougie et la lentille, à une certaine distance de celle-ci, un verre de montre un peu bombé. Vous apercevrez alors trois images de la flamme : une première *droite*, située en arrière du verre de montre et fournie par ce verre ; une seconde *renversée*, au devant de la lentille et fournie par la concavité de la face postérieure de cette lentille ; une troisième *droite*, située en arrière de la lentille et fournie par la convexité de la face antérieure de celle-ci.

Cette expérience réalise les conditions dans lesquelles se trouve l'œil pour la réflexion des rayons lumineux par les surfaces courbes de la cornée et du cristallin. Si on présente au-devant d'un œil la flamme d'une bougie, on aperçoit en arrière de la cornée une image de la flamme, *droite et brillante ;* plus profondément, une image de flamme *renversée et plus terne.* La plupart des observateurs affirment qu'on aperçoit encore, et plus profondément, une troisième image *droite.* Nous avouons que, pour notre part, nous ne l'avons jamais vue, et, cependant, nous avons expérimenté maintes et maintes fois, dans des conditions diverses d'observation, dans une chambre obscure, à la lumière, après avoir dilaté la pupille. Le Dr Fano avoue lui-même ne l'avoir jamais vue. Or, la première image *droite* répond à la cornée ; la seconde *renversée*, à la concavité de la face postérieure du cristallin ; la troisième *droite*, à la convexité de la face antérieure du cristallin.

Supposons maintenant une opacification du cristallin : l'image *renversée* et la seconde image *droite* disparaissent, et la flamme de la bougie n'est plus réfléchie que par la cornée ; c'est-à-dire que la première image *droite* subsiste seule. Si le sujet est atteint d'amaurose, le cristallin ayant conservé son pouvoir réflecteur, la flamme de la bougie donne lieu à la formation des trois images.

Ceux qui sont assez heureux pour découvrir les trois images dans un œil normal, affirment pouvoir diagnostiquer par ce mode d'exploration le siège de l'opacité cristallinienne. Si l'image *renversée* fait défaut et que les deux images *droites* persistent, c'est que l'opacité ne comprend que les couches cristalliniennes avoisinant la face postérieure de la lentille. Si la *seconde image droite* n'est pas visible, c'est que l'opacité occupe les couches superficielles du cristallin ; et alors, bien entendu, cette dernière opacité interceptant les rayons lumineux, empêchant ceux-ci d'arriver jusque sur la face postérieure du cristallin, d'être réfléchis par cette face postérieure, l'image renversée fait également défaut.

S'il était facile de voir nettement, dans un œil normal, les *trois* images, ou seulement les *deux images* réfléchies par la cornée et la concavité de la face postérieure du cristallin, ce mode d'exploration suffirait pour le diagnostic de la cataracte. Mais, la *seconde image*, celle qui est renversée, se montre avec un si faible éclat, qu'il est facile d'en méconnaître la présence. On ne peut donc inférer l'existence d'une cataracte du défaut de perception de cette image pour l'observateur.

Il est d'autres circonstances qui ne permettront pas de distinguer cette image en l'absence d'une cataracte; il en est qui laisseront voir l'image bien qu'il y ait une cataracte :

1° Si, comme cela arrive souvent à la suite d'iritis, il s'est déposé du pigment sur la capsule antérieure du cristallin, la seconde image ne sera pas visible, bien qu'en réalité il puisse ne pas y avoir de cataracte;

2° Si les opacités débutent par la périphérie du cristallin, il sera possible de voir la seconde image; on aurait donc tort, dans ce cas, de conclure à l'absence d'une cataracte commençante.

— L'épreuve des phosphènes permet d'apprécier le degré de sensibilité propre à la rétine; mais, elle ne fournit aucun renseignement sur l'existence ou l'absence d'opacités cristalliniennes.

Avant la découverte des phosphènes, on jugeait de la valeur des membranes profondes, par l'attitude du malade atteint de cataracte. En effet, les membranes profondes sont-elles saines, le malade fronce les sourcils, baisse la tête, etc., en un mot, met instinctivement ses iris en demeure de se dilater, pour permettre à plus de lumière de pénétrer dans l'œil. Cela n'arrive pas aux malades atteints de cataractes compliquées de maladies du fond de l'œil.

Il est un deuxième fait, ajoute le D<sup>r</sup> Desmarres (*Leçons cliniques sur la chirurgie oculaire*), sur lequel il importe d'insister un instant. Pour employer un terme bien compris de nos jours, l'action réflexe de la rétine sur l'iris, qui portait naguère le nom de perception de la lumière quantitative, doit être considérée comme un symptôme important.

En effet, tout cataracté dont la rétine est saine a des pupilles qui se dilatent dans l'obscurité et se contractent à la lumière vive. Mais ce moyen de recherches est insuffisant de nos jours, grâce aux phosphènes. Cependant nous nous permettrons de le dire, cette recherche des phosphènes et la constatation de leur présence ne pourront jamais nous donner la certitude qu'entre une cataracte normale et une rétine bien saine, il n'existe pas un corps vitré, trouble ramolli, jumenteux, etc., etc.

— Il ne saurait être question, dans ce parallèle, des cataractes arrivées à un degré assez avancé de leur évolution pour former derrière la pupille une large opacité blanchâtre, blanche grisâtre, blanche bleuâtre. Celles-là se reconnaissent au premier examen et ne peuvent faire l'objet d'un doute pour le praticien, même le moins exercé, dans le diagnostic des affections oculaires. Il n'en est pas de même des opacités profondes ou de celles qui sont limitées à un petit espace du cristallin, surtout lorsqu'elles se trouvent en dehors de la zone pupillaire.

## COUP D'ŒIL GÉNÉRAL SUR L'HISTOIRE DE LA CATARACTE

Les opacités du cristallin étaient connues dès la plus haute antiquité, mais les anciens n'avaient à ce sujet

aucune idée bien nette. Hippocrate les appelait
γλαυκομα, confondant ainsi deux causes de cécité ab-
solument différentes. Pour Galien, c'étaient la suffusion
ou l'écoulement d'une humeur, ὑποχυμα ou ὑποχυσις
υγρον. Celse qui a résumé (De re medica, etc., lib. VII,
cap. VII), dans un chapitre remarquable les connais-
sances de ses contemporains, emploie le mot *suffusio*
(Leçons sur le cataracte, par Foucher). Mais les
Arabes ont bien connu le siège de la cataracte qu'ils
plaçaient dans le cristallin

Cependant, pour avoir quelques notions précises
sur les natures de la cataracte, il faut arriver jusqu'à
Remi Lasnier, membre du collège des chirurgiens
de Paris, qui, en 1651, soutint une thèse dans laquelle
il démontra que la cataracte consiste dans une opacité du cristallin.

Gassendi et Mariotte reconnurent l'exactitude des
faits avancés par Remi Lasnier; mais malgré l'auto-
rité de leur nom, la vérité ne fit aucun pas en avant
et il fallut que Michel Brisseau vint en 1705 à l'Académie des sciences, l'établir preuves en mains. Il
publia là-dessus un ouvrage sous le titre : *Nouvelles
observations sur la cataracte.*

A partir de cette époque de nombreux mémoires
parurent, traitant de la cataracte, et Beer, décrivant
spécialement les cataractes capsulo-lenticulaires, pro-
posa la classification toute pratique des cataractes en
*vraies* et en *fausses*; les premières siégeant dans le
cristallin et la capsule, les secondes, dues à des
épanchements de lymphe, de pus ou de sang, ou bien
à de fausses membranes situées derrière l'ouverture
pupillaire.

Velpeau, dans ses *leçons orales de clinique chirurgicale*, définit la cataracte « une opacité contre nature d'un des milieux transparents de l'œil que traversent habituellement les rayons lumineux pour arriver à la rétine » et, prêtant au mot cataracte une extension par trop large, permet de la confondre avec un *albugo*, un *leucome*, un *hypopyon*, un *hypoéma*, un corps étranger arrêté dans la chambre antérieure, etc., etc. Cette manière de voir n'est plus celle d'aujourd'hui et, quand on parle de cataracte, on veut dire *opacité de l'appareil cristallinien*.

Malgaigne cependant éleva un doute sur la valeur de cette définition et, ayant trouvé la capsule transparente dans la dissection de plus de soixante yeux cataractés, il prononça à l'Académie des sciences cette phrase bien connue : « Examinez une capsule cristalline chez tel cataracté que vous voudrez, lavez-la avec précaution : vous la trouverez aussi transparente que Dieu l'a faite ». L'émotion fut grande dans le monde chirurgical. Le microscope, alors en vogue, prêta son concours et éclaira la question d'un jour nouveau.

De toutes ces discussions, il en résulta la division des cataractes en *lenticulaires* et en *capsulaires*, à laquelle on peut ajouter un troisième groupe dans lequel l'opacité atteint à la fois le cristallin et la capsule; nous voulons parler des cataractes *capsulo-lenticulaires*.

C'est alors que surgit une découverte qui fit une révolution dans la science de l'oculistique : Helmholtz inventa l'ophthalmoscope.

Le diagnostic des cataractes qui ne laissait pas que

de présenter, en un grand nombre de cas, des difficultés sérieuses, est maintenant d'une précision remarquable. Les moindres opacités de la capsule et de la lentille sont devenues palpables, ainsi que le siège, la consistance, le degré de maturité,

— Avant d'embrasser l'étude du diagnostic de la cataracte au moyen de l'ophthalmoscope, terminons ce chapitre en disant avec Desmarres (loc. cit.) que « cet instrument est appelé à rendre de grands services, si l'on veut en faire usage avant de se décider à une intervention chirurgicale. Avec lui dèjà, on sait reconnaître si une cataracte est molle, dure, antérieure, postérieure, etc. ; s'il y a des altérations graves, ou légères du fond de l'œil ; s'il existe des staphylômes postérieurs, etc. Mais son emploi est surtout éminemment utile si le chirurgien peut examiner le malade avant de l'opérer et suivre, pour ainsi dire, les progrès de la maladie. Et même au dernier instant, si l'on ne veut pas négliger cet auxiliaire indispensable, l'éclairage oblique fera découvrir des synéchies postérieures ou d'autres altérations sur lesquelles on n'aurait pas compté.

Il est important qu'au début de leur pratique, les opérateurs ne s'en rapportent pas à une observation superficielle, mais prennent pour règle de recourir à l'ophthalmoscope. Combien de fois alors la découverte de kératites ponctuées, de néphélions, de syénéchies, viendra modifier le procédé opératoire qu'on se proposait d'employer, et cela au grand bénéfice du malade.

Bien plus, l'ophthalmoscope, pendant le cours d'une opération, peut être d'une grande utilité. Ainsi :

1° Lorsqu'on pratique une iridorhexis pour faire une pupille artificielle, il arrive parfois que l'on n'enlève de l'iris que son feuillet antérieur seul. Le feuillet postérieur ou uvée reste en entier collé à la partie antérieure de la cristalloïde. Or, l'uvée est noire, et il en résulte qu'à première vue la pupille semble régulière, perméable à la lumière. La plaie se cicatrise, le malade guérit et l'on est tout surpris d'apprendre que la vision n'est pas rétablie. En employant l'éclairage oblique pendant l'opération, on aurait pu constater la présence de l'uvée sur la capsule, et le réflecteur aurait expliqué pourquoi les rayons lumineux n'arrivaient pas jusqu'à la rétine. L'obstacle une fois connu il faut aller chercher la membrane profonde de l'iris,

2° A la suite d'extraction à lambeau supérieur, de discision, de cataracte traumatique en partie résorbée, il peut survenir une cataracte secondaire suivie assez souvent d'inflammations si considérables qu'en dehors de la capsule qui contient les débris de la lentille on voit se former des exsudations. De ces produits, les moins épais sont souvent les plus dangereux, autant à cause de la difficulté qu'on éprouve à les extraire que parce qu'ils passent plus facilement inaperçus. Quoi qu'il en soit, ces sortes d'exsudats peuvent échapper à l'extraction, quel que soit d'ailleurs le procédé mis en pratique, et le malade ne recouvre qu'une vision très incomplète.

Avec l'ophthalmoscope, qu'on se serve du miroir ou du réflecteur, isolés ou combinés, il est facile de se rendre compte, lorsqu'on a pratiqué une pupille artificielle ou enlevé une cataracte secondaire, que la lumière réfléchie ne pénètre pas jusqu'à la rétine.

Alors, il faut déchirer doucement l'hyaloïde avec l'ai-
guille à cataracte et provoquer une issue partielle du
corps vitré. Ce liquide, par son interposition, déchire
ou mieux écarte les exsudations, trace une voie
transparente dans l'œil et permet aux rayons lumineux d'arriver jusqu'à la rétine.

## EXPLORATION DE L'ŒIL.

*Diagnostic de la cataracte.* — Nous avons parlé pré-
cédemment des images de Purkinje et Sanson, des
phosphènes, comme moyens d'exploration de l'œil et
nous avons dit que, soit l'un, soit l'autre de ces
moyens ne peut nous fournir le diagnostic d'une
cataracte à son début. L'ophthalmoscope seul peut
nous permettre d'arriver à un diagnostic précis, en
nous faisant voir les moindres opacités de la capsule
et de la lentille.

En effet, l'exploration de l'œil par l'éclairage latéral
à la lampe d'une part, avec le miroir ophthalmoscopique seul d'autre part, donne des résultats tellement
précis, qu'il est impossible par ces deux modes d'in-
vestigation de méconnaître la plus petite opacité
cristallinienne. Ce double examen est facile même
pour le praticien le moins familiarisé avec le maniement de l'ophthalmoscope.

Il faut commencer par dilater la pupille du sujet
avec quelques gouttes d'une solution de sulfate neutre
d'atropine. La solution, à laquelle Follin (Leçons sur
l'exploration de l'œil, rédigées et publiées par L. Tho-

mas) s'est arrêté, après un grand nombre d'expériences, est la suivante :

Eau distillée,                    100 grammes.

Sulfate neutre d'atropine,      1 centigramme.

La solution au centième est d'après ce savant chirurgien beaucoup trop forte; elle paralyse le muscle de l'accommodation et gêne la vision du malade pendant trois ou quatre jours. — Ajoutons que, en Angleterre, on a tenté de substituer un papier de soie trempé dans une solution concentrée et desséché, à l'instillation de quelques gouttes de solution d'atropine. Ce papier, placé dans le cul-de-sac inférieur de la conjonctive, provoque la dilatation. Il a l'avantage d'être d'un usage commode en voyage et d'un transport facile.

La dilatation de la pupille est d'autant plus lente que le sujet est plus âgé et il faut quelquefois vingt minutes, une demi-heure, plusieurs instillations successives pour que la pupille devienne très large.

Lorsque ce dernier effet est obtenu, on fait l'obscurité complète dans la chambre et on place à la gauche du patient, sur une table, un bureau, un guéridon, une lampe allumée, pourvue d'une forte mèche, sans abat-jour, la flamme de la lampe étant à la hauteur de l'œil du sujet et un peu en arrière de celui-ci. On se place assis en face du malade et sur une chaise un peu plus élevée que celle qu'occupe ce dernier. On prend une lentille bi-convexe de 2 pouces et demi de foyer et l'on présente l'une des faces de la lentille vers la flamme de la lampe, de façon que les rayons émanés de cette source lumineuse viennent former leur foyer sur la pupille de l'œil que l'on explore. Il suffira, pour obtenir ce résultat, d'incliner plus ou moins la lentille, de la rapprocher plus où moins de l'œil. On doit faire, en un mot, ce que nous avons fait lorsque, écolier, nous nous amusions à allumer un peu de poudre de guerre aux rayons du soleil, en nous servant de ce que nous appelions une loupe. Quand la pupille sera bien éclairée par la lentille, on apercevra la plus petite strie opaque du cristallin, aussi bien celles qui occupent la partie centrale que celles qui siègent à la périphérie de la lentille.

Toutes ces stries se reconnaissent à leur aspect d'un gris blanchâtre, parfois d'un gris bleuâtre, contractant avec la coloration noire du reste de la pupille.

En variant le foyer de la lentille, on appréciera l'état de transparence ou d'opacité des couches plus profondes du cristallin, et on déterminera le siège exact des opacités. — Celles-ci se présentent quelquefoi. sous forme de petites plaques, ou bien encore de petits points d'un gris blanchâtre. — Dans d'autres cas, on n'apercevra ni stries, ni plaques, ni points ; à une certaine distance, derrière la pupille, se voit une tâche d'un gris uniforme, ou d'un gris un peu verdâtre, bordée tout autour par une zone noire répon dant aux portions demeurées transparentes du cristallin. On a affaire alors à une cataracte centrale.

Pour contrôler ce diagnostic, on prend le miroir ophthalmoscopique, on regarde à travers le trou de ce miroir, en dirigeant cet instrument, si facile à manier, de façon que la lumière, provenant de la lampe et réfléchie par le miroir, soit projetée dans le fond de œil. Lorsque l'on fait cette expérience sur un œil normal, on aperçoit une surface rosée uniforme répondant au fond de l'œil. Sur le sujet qui est atteint de cataracte centrale, et chez lequel on a vu tout à l'heure, par l'éclairage latéral, une tache grisâtre ou d'un gris un peu verdâtre, on n'aperçoit plus une surface rosée uniforme, mais bien une tache d'un gris sombre entourée d'une zone rosée. La tache grise répond à la partie centrale opacifiée du cristallin ; la zone périphérique nous paraît rosée, parce que dans cette portion les rayons lumineux traversent une partie restée transparente du cristallin, éclairant la surface vasculaire de la choroïde, tandis qu'au centre ces mêmes rayons sont arrêtés par la partie opaque de la lentille.

Disons cependant que chez les vieillards la pupille présente généralement la *coloration grisâtre* que des erreurs de diagnostic ont quelquefois fait prendre pour une cataracte. Cette coloration se voit à la lumière diffuse et sans dilatation de la pupille. Après dilatation de celle-ci, et en examinant par l'éclairage latéral à la lampe, on aperçoit en arrière de l'iris une *coloration grisâtre*, quelquefois *grise bleuâtre*, qui complète l'illusion et fait croire à une opacification de la lentille. Mais, dans ce cas, la coloration est d'une teinte *uniforme* partout, et si l'on examine le fond de l'œil avec le miroir ophthalmoscopique, on aperçoit le *fond rosé* de cet œil avec son *aspect brillant* dans toute l'étendue de la partie que l'on embrasse ; tandis que si le cristallin est affecté d'opacité commençante, le fond rosé paraît terne dans les parties correspondant aux opacités cristalliniennes. En d'autres termes, le fond rosé de l'œil est interrompu, à de certains endroits, par des îlots d'un *gris sombre.*

— Nous considèrerons dans cette étude les opacités de la capsule et les opacités du cristallin.

A. — Les premières sont de diverses natures. Tantôt, comme nous l'avons déjà dit plus haut, des dépôts de pigment sur sa face antérieure, lesquels ont lieu à la suite d'une inflammation de l'iris et d'une adhérence de cet organe avec la capsule. Lorsque l'adhérence se rompt plus tard, le pigment uvéen reste attaché à la cristalloïde. Liebreich (Archiv. für opthalmologie, tom. I et II, p. 351) et Follin (loc. cit.) nous disent que ces dépôts peuvent affecter des formes diverses, et ils rapportent le cas d'un cercle entier de pigment correspondant à l'ouverture pupillaire qui a dû adhérer dans toute son étendue à la capsule antérieure. On rencontre quelquefois des exsudats au lieu de dépôts pigmentaires, et l'éclairage oblique rend parfaitement compte de leur nombre, de leur forme et de la portion de la cristalloïde restée transparente.

B. — Les opacités de la lentille peuvent être divisées en complètes ou partielles.

1° *Catáractes complètes.* — L'éclairage latéral, lorsque le noyau du cristallin est seul envahi, montre, au milieu de couches périphériques saines, un noyau plus ou moins volumineux, très souvent d'un jaune ambré ou bien d'un blanc grisâtre. La cataracte corticale est celle qui atteint le volume le plus considérable et lorsqu'elle est complète elle est facilement reconnaissable; mais, *au début*, elle se dissimule facilement et c'est dans ce cas que l'éclairage latéral rend les plus réels services. Aussi, Foucher (loc. cit.) dit-il: « De la périphérie du cristallin, vous voyez se détacher des stries blanches, grises ou jaunâtres, se dirigeant vers le centre même comme les rayons d'une roue vers son axe; si petites qu'elles puissent être, aucune ne vous échappera. D'ordinaire, elles se terminent en pointe avant d'avoir gagné le centre de la lentille resté complètement transparent; d'autres fois, on voit partir de ce même centre deux ou trois signes opaques qui s'en écartent en divergeant, et comprennent dans leurs intervalles les stries corticales. Les opacités corticales peuvent occuper les couches antérieures ou postérieures; on les distingue assez facilement les unes des autres en dirigeant un cône lumineux sur le côté, de manière que sa pointe pénètre dans les couches postérieures et les éclaire si vivement, qu'elles deviennent distinctes à travers le noyau et les couches antérieures.

2° *Cataractes partielles.* — On désigne ainsi les cataractes qui restent ordinairement stationnaires après avoir débuté par une partie déterminée du cristallin.

La plus importante est la cataracte *stratifiée* ou *zonulaire*, caractérisée par ce fait, qu'entre la substance corticale et le noyau restés transparents il existe une couche lenticulaire opaque. L'éclairage latéral fait parfaitement reconnaître cette zone argentine.

La *cataracte polaire postérieure* apparaît sous forme

d'une tache d'un jaune blanchâtre profondément située, et, comme elle se trouve dans le voisinage du centre de courbure de la cornée elle apparaît dans les mouvements de l'œil, tout près de l'image lumineuse que reflète cette membrane.

La *cataracte polaire antérieure* est encore plus facile à reconnaître.

Enfin, il est une forme de *cataractes* partielles caractérisées par de petites opacités dans toute la lentille. L'éclairage oblique permet de reconnaître que ces opacités sont situées entre des portions saines.

— Nous avons dit dans le chapitre précédent que, de la discussion soulevée par Malgaigne au sein de l'Académie des sciences, il en était résulté la division des cataractes en cataractes lenticulaires, capsulaires et capsulo-lenticulaires. Mais, comme le cristallin s'opacifie en vertu d'une dégénérescence spéciale, qui s'empare de ses fibres, pour les indurer ou les ramollir, les cataractes lenticulaires ont été distinguées, suivant le mode de dégénérescence du cristallin, en cataractes lenticulaires dures, centrales au nucléolaires, cataractes molles ou corticales et cataractes liquides ou morganiennes.

Quant à la capsule, Robin, le premier, a pénétré la structure intime de ses dépôts calcaires et en a distingué deux espèces: les uns pseudo-membraneux, les autres phosphatiques; d'où la division des cataractes capsulaires en cataractes pseudo-membraneuses et en cataractes phosphatiques.

Pour les cataractes capsulo-lenticulaires, qui tiennent à la fois de la nature des cataractes lenticulaires et de la nature des cataractes capsulaires, elles n'ont aucune division propre et on les désigne suivant les transformations subies par le cristallin et par la capsule, suivant leur forme, leur provenance, etc., etc.

Nous n'avons donc plus qu'à faire connaître pour chaque variété de cataracte les différents signes fournis par l'éclairage latéral et par le miroir ophthalmoscopique. Cependant, nous ferons connaître tout d'abord les différents signes à la fois subjectifs et objectifs de la cataracte lenticulaire incomplète ou au début :

CATARACTE LENTICULAIRE INCOMPLÈTE OU AU DÉBUT.

| *Signes subjectifs.* | *Signes objectifs.* |
|---|---|
| Altération du cristallin peu marquée ; troubles visuels presque nuls ; le malade se plaint que sa vue baisse ; perception dans le champ de la vision de corpuscules voltigeant dans l'air (myodésopsie), etc., etc., d'une toile d'araignée entre l'œil atteint et l'objet que le malade fixe. | L'*éclairage latéral ou oblique* fait découvrir derrière la pupille artificiellement dilatée, des taches de couleur et d'aspect différents, suivant la variété de l'opacification. — Un reflet jaune d'ambre ou d'un brun foncé ayant son maximum dans les parties centrales de la pupille, cataracte dure en voie de formation. — Stries blanchâtres dirigées de la périphérie au centre de la lentille, inscrivant entre elles des espaces triangulaires tout à fait transparentes, le cristallin est en voie de ramollissement ; la cataracte est une cataracte molle ou liquide qui se forme et commence par les couches périphériques du cristallin. — Stries se portant sur les faces antérieure ou postérieure de la lentille, cataracte corticale antérieure ou postérieure, cataracte lenticulaire molle commençant par les couches les plus externes du cristallin. Les stries de la face apparaissent, à l'éclairage oblique, convexes et situées très près de la pupille ; celles de la face postérieure, toujours visibles à travers le noyau du cristallin resté transparent, paraissent concaves et convenablement placées. L'*éclairage direct* confirme ce que les investigations précédentes ont révélé, quelquefois même dévoile un commencement d'opacité qui peut avoir échappé. A son début, la cataracte lenticulaire apparaît à l'éclairage direct sous deux aspects, suivant qu'elle sera dure, molle ou liquide. Si la cataracte doit être dure, diminution de clarté vers la partie centrale de la pupille et de ce centre obscur partent des stries radiaires noires, excessivement fines ; le tout est disposé sur le fond rouge de l'œil. Si, au contraire, la cata- |

racte doit être molle ou liquide on
a de petites stries triangulaires,
noires, dont la direction est égale·
ment radiaire, mais dont la base
est à la périphérie de la lentille et
dont la pointe est tournée vers le
centre.

La lentille, au début des troubles
de sa transparence, permet l'examen des membranes profondes de
l'œil, à moins d'altération du corps
vitré.

Tel est le début de toutes les cataractes. Les signes
subjectifs et objectifs s'accentuent de plus en plus avec
l'ancienneté de la lésion oculaire pour rester fixes dès
que la cataracte est arrivée à maturité. Nous allons,
dans un tableau rapide et sans parler des phénomènes
subjectifs, tracer les différents signes objectifs que
l'on rencontre dans les cataractes complètes soit avec
l'éclairage latéral, soit avec le miroir ophthalmoscopique :

## TABLEAU

### DES SIGNES OBJECTIFS FOURNIS PAR L'ÉCLAIRAGE LATÉRAL ET LE MIROIR OPTHALMOSCOPIQUE DANS LES DIFFÉRENTES ESPÈCES DE CATARACTE.

**Cataractes lenticulaires**

**dures, corticales ou nucléolaires.**

Coloration grisâtre, jaune-verdâtre ou brune, plus foncée au centre qu'à la périphérie.

L'éclairage latéral montre que le cristallin est éloigné de l'iris, d'où diminution de son volume.

L'iris a conservé sa mobilité et le cercle uvéen, qui borde la marge de la pupille, ne se distingue plus à cause de la coloration foncée de la cataracte. La surface de la cataracte paraît plate, régulière et peu striée.

Le fond de l'œil est totalement voilé à l'éclairage ophthalmoscopique.

Variété noire, verte. — A l'éclairage focal, on distingue derrière la pupille dilatée une tache noire, quelquefois couleur chocolat, plus mate au centre qu'à la circonférence. Avec le miroir ophthalmoscopique on n'aperçoit qu'une coloration noire, uniforme du fond de l'œil.

**molles ou corticales.**

Coloratiou générale gris perle, blanc-bleuâtre, laiteuse, d'autant plus foncée que le sujet est plus avancé en âge. L'éclairage latéral montre que le cristallin a augmenté de volume, d'où diminution de la chambre antérieure et convexité de l'iris d'autant plus marquée que la cataracte est plus molle et plus volumineuse. Le cercle uvéen reposant immédiatement sur une surface blanche est très apparent et très-large.

Fond de l'œil invisible à l'éclairage ophthalmoscopique.

Variété polaire postérieure. — Partielle ; apparaît sous forme d'une tache janne blanchâtre profondément située, tout près de l'image lumineuse réflétée par la cornée.

Variété déhiscente. — Les couches superficielles du cristallin semblent se fendre en trois fragments triangulaires et forment une étoile à trois branches.

**liquides.**

La cataracte liquide se présente à l'éclairage latéral sous la forme d'une masse globuleuse d'un blanc sale placée derrière la pupille. Teinte uniforme, exempte de stries et d'autant plus jaune que la dissolution du noyau est plus avancée. L'iris est généralement repoussé en avant dans la chambre antérieure parce que la cataracte est volumineuse ; le cercle uvéen est très apparent.

Fond de l'œil invisible à l'éclairage ophthalmoscopique.

Variété morganienne. — L'éclairage latéral montre d'abord un liquide lactescent plus ou moins abondant, puis un noyau dur, peu volumineux, lequel flotte dans le liquide intra-capsulaire.

## TABLEAU

DES SIGNES OBJECTIFS FOURNIS PAR L'ÉCLAIRAGE LATÉRAL ET LE MIROIR
OPHTHALMOSCOPIQUE DANS LES DIFFÉRENTES ESPÈCES DE CATARACTE (*Suite*).

**Cataractes capsulaires**

**antérieures.**

Variété pseudo-membraneuse. — L'éclairage latéral montre une opacité circulaire, à reflets blanchâtres, garnie à sa surface d'aspérités et de stries. Sa situation dans le plan de l'iris fait constater qu'elle est juxtaposée à la cristalloïde Cette tache est plus blanche, plus mate dans un endroit que dans l'autre. Le dessin de cette opacité peut varier à l'infini, puisqu'il est le résultat d'une inflammation, laquelle donne naissance à des exsudats fibrineux. — Dans la variété pigmentaire, l'éclairage latéral fait voir un défaut de pigment sur ces exsudats fibrineux.

Le miroir ophthalmoscopique fera connaître l'étendue de la lésion.

Variété phosphatique. — L'éclairage latéral nous montre que l'opacité est composée de petits mamelons arrondis, de la grosseur de la tête d'une épingle, tantôt accumulés les uns à côté des autres, tantôt isolés, et séparés par des intervalles dans lesquels la capsule est transparente. Elle occupe le centre de la surface irienne de la cristalloïde La couleur est blanc mat, crayeuse, quelquefois jaunâtre. Généralement le cristallin est devenu opaque.

Le miroir ophthalmoscopique nous montre que la vision est détruite la plupart du temps.

**postérieures.**

L'éclairage latéral donne les mêmes signes objectifs dans les deux variétés pseudo-membraneuse et phosphatique de la cataracte capsulaire postérieure. L'opacité se présente sous l'aspect de lignes radiées, situées profondément et partant du centre de la cristalloïde affectée. Ces lignes paraissent ternes.

Le miroir ophthalmoscopique nous montre que la vision est presque détruite.

**Cataractes capsulo-lenticulaires.**

L'éclairage latéral nous donne pour le plan antérieur, ou la cristalloïde, tous les signes de la cataracte capsulaire, tache d'un blanc mat, présentant des aspérités et des stries irrégulières, saillantes à la surface de la cristalloïde. — Le plan postérieur, ou la lentille, n'est pas toujours visible et son examen dépend de la largeur de la cataracte capsulaire. Les signes fournis par l'iris dépendent de la consistance du cristallin ; quand ce dernier est sclérosé, la chambre antérieure est conservée ou augmentée et l'iris garde sa mobilité ; quand, au contraire, il est ramolli, l'étendue de la chambre antérieure est diminuée et l'iris fait saillie en avant et perd sa mobilité

Le miroir ophthalmoscopique nous montre que la vision est presque toujours abolie.

Paris. — A. PARENT, imprimeur de la Faculté de Médecine, rue M.-le-Prince, 29-31.

9 782014 084726